RAPPORT

SUR LES ACCOUCHEMENTS

DU DISPENSAIRE.

RAPPORT

SUR LES

ACCOUCHEMENTS

DU DISPENSAIRE

AU NOM D'UNE COMMISSION COMPOSÉE DE MM. PERRIN, PIOCH, DRUTEL, COGNARD ET GUBIAN FILS.

LYON

IMPRIMERIE D'AIMÉ VINGTRINIER

RUE BELLE-CORDIÈRE, 14.

—

1867

RAPPORT

SUR

LES ACCOUCHEMENTS

DU DISPENSAIRE

AU NOM D'UNE COMMISSION COMPOSÉE DE MM. PERRIN, PIOCH, DRUTEL, COGNARD ET GUBIAN FILS.

***

MESSIEURS

Le président du Conseil administratif des hôpitaux civils a désiré connaître, pour chacune des dix dernières années 1856-1865 :

1° Le nombre total annuel des femmes accouchées et soignées à domicile à la suite de leur accouchement par les médecins du Dispensaire ;

2° Le nombre des décès survenus chez ces femmes pendant qu'elles recevaient, comme accouchées, l'assistance de ces médecins.

§ 1.

La première question est résolue par les chiffres suivants :

En 1856	il y a eu	76	accouchements.
1857	—	68	—
1858	—	69	—
1859	—	59	—
1860	—	66	—
1861	—	68	—
1862	—	78	—
1863	—	78	—
1864	—	85	—
1865	—	82	—
Total :		722	accouchements.

Pour répondre à la deuxième question, votre Commission a réuni les documents qui lui ont été spontanément adressés et ceux à la recherche desquels elle a dû se livrer ; ce qui lui permet de fournir des appréciations sur 575 accouchements seulement. Cette différence sensible avec le nombre donné par le secrétariat tient à l'insuffisance de renseignements, difficiles ou impossibles à recueillir depuis une période de dix ans, par le fait de l'absence ou du décès de quelques membres du comité médical. Nous ne pouvons baser notre statistique d'une manière absolue que sur les huit dernières années. La proportion est d'ailleurs facile à établir, et les chiffres concordent à peu près par la reconstitution de la période décennale. Si, en effet, à ce chiffre de 575 on ajoute 144, c'est à dire 72 $\times$ 2 (72 représentant la moyenne des accouchements pour les années comprises entre 1855 et 1865) on a 719 qui, comme on le voit, s'éloigne fort peu de 722.

Nous n'entrerons pas dans les détails du service de chacun de nous ; nous ne nous proposons que de vous donner une statistique d'ensemble et capable d'éclairer suffisamment, nous l'espérons, l'Administration des hôpitaux sur les résultats obtenus par la pratique obstétricale des médecins du Dispensaire général.

Sur les 575 accouchements, il n'y a eu *qu'un seul décès*, dû à une *métro-péritonite* survenue au huitième jour des couches (1). Un pareil résultat paraîtra surprenant, si l'on

---

(1) Voici, en opposition, ce qu'on lit dans le Compte moral administratif des hospices civils de Lyon pour l'année 1865 :

« *Service de la maternité.* — Si le découragement pouvait jamais paralyser ou ralentir les efforts des administrations hospitalières, il se serait assurément produit en présence de la

considère surtout les nombreux cas de dystocie qui se sont présentés.

Pour nous borner à une simple énumération, nous comptons 18 versions podaliques, 29 applications de forceps, 1 craniotomie.

Les versions ont été pratiquées pour des présentations du tronc, pour les implantations du placenta sur le col, pour des procidences du cordon, pour des hémorrhagies

---

mortalité qui, depuis quelques années surtout, frappe les femmes accouchées dans les services de maternité.

« Longtemps épargnée sous ce rapport, la maternité de notre hospice de la Charité qui, après avoir varié autrefois entre 1 sur 80 et 1 sur 90, avait été à 1 sur 30, était descendue pour 1862 à 1 pour 66; mais elle s'est élevée pour 1864 à 1 sur 22,40, et nous avons la douleur de constater qu'elle a pour 1865 atteint le chiffre de 1 sur 18,37.....

« Peut-être, est-il ajouté plus loin, les chiffres de la mortalité dans les hôpitaux, comparés à ceux de la mortalité à domicile, feraient-ils enfin découvrir ce *quid ignotum* qui a échappé jusqu'ici aux observateurs les mieux doués et les plus consciencieux. » (Pages 37 et 38.)

Il est juste d'observer que cette statistique lamentable ne s'applique qu'aux filles-mères de la Charité, et que les accouchées de l'Hôtel-Dieu, mariées et soumises à de bien meilleures conditions morales, s'éloignent beaucoup moins de la proportion établie par les accouchements du Dispensaire général.

violentes ou modérées, enfin pour un cas de tumeur du bassin rendant l'accouchement naturel impossible, l'aɛpli- cation des fers croisés et non croisés ayant été faite six fois infructueusement par plusieurs accoucheurs.

Deux fois le forceps a été appliqué dans des crises éclamptiques. Il y a eu deux cas de grossesse gémellaire et une de grossesse trigémellaire.

Parmi les suites de l'accouchement, on a remarqué des métrorrhagies plus ou moins abondantes, des métro-péri- tonites partielles, deux fièvres puerpérales, et, malgré toutes ces complications, s'il y a eu environ trente-trois enfants déjà morts au moment de la parturition ou morts- nés par suite du traumatisme, nous n'avons qu'une seule mort à enregistrer chez les accouchées (1).

---

(1) Nous n'avons point évidemment à tenir compte de quel- ques cas de décès survenus trente ou quarante jours et plus après l'accouchement, chez des femmes en puissance de dia- thèses tuberculeuses, cancéreuses, rhumatismales, etc. Il n'y a pas de doute psssible sur l'espèce à laquelle appartenait le pro- cessus morbide. L'état puerpéral ou génital n'avait rien à voir dans de tels cas.

§ II.

On remarquera que la plupart des femmes accouchées
par les médecins du Dispensaire vivent dans des conditions
hygiéniques peu satisfaisantes en général : exiguïté du
logement, viciation de l'air, insuffisance de l'alimentation,
défaut de linges, etc. ; mais nul doute que l'excellence des
conditions morales ne soit un puissant compensateur.
L'ouvrière qui accouche est entourée des *siens* ; chacun
s'empresse de lui offrir des témoignages de sympathie et
d'intérêt ; de son lit elle veille sur sa famille, les préoccupations ne l'assiégent pas. Enfin, les encouragements
bienveillants d'un médecin qu'elle a pu voir et connaître
avant l'accouchement, soutiennent son courage en lui ins-
pire confiance et sécurité. On peut dire que les moindres
soins donnés à la femme du peuple habituée à un dur la-
beur suscitent en elle les réactions morales les plus avan-
tageuses.

Pour les soins consécutifs à l'accouchement, votre Commission a pensé qu'il y avait une nécessité réelle, surtout
pour les femmes qui ne doivent pas nourrir, à demeurer
longtemps au lit.

La durée trop usuelle de neuf jours lui a paru tout à fait

insuffisante, et l'on a cité de nombreux exemples de mé-
trite, de métrorrhagie, de congestion et de déviation de
l'utérus dus à une sortie prématurée du lit.

Les pressions exercées avec la main sur le fond de l'utérus, après l'accouchement, ayant pour but, en excitant
l'organe, de s'opposer à la formation des caillots et d'ob-
vier par là aux congestions consécutives, ne doivent pas
être négligées, non plus que l'application de la serviette
fixée sur l'hypogastre à l'aide d'un bandage de corps. Il en
est de même du seigle ergoté destiné à favoriser le retrait
de l'utérus, l'accouchement terminé.

Nous entrons dans ces détails pour montrer la part qui
revient aux soins minutieux dans les résultats que nous
avons signalés. Nous croyons utile de dire quelques mots
sur *l'allaitement*, question soulevée par plusieurs membres du Comité médical.

Les enfants ont été nourris par leur mère dans la proportion *d'un tiers* environ. Dans quelques localités excen-
triques, à Vaise par exemple, ils l'ont été pour les 9/10.
Ces enfants étaient incomparablement plus beaux et mieux
portants que ceux qui sont confiés aux nourrices étran-
gères.

La Commission pense qu'il faut engager le plus possible
les femmes à nourrir, et en cas d'empêchement, les amener
à allaiter leurs enfants quinze jours, trois semaines, en
raison de l'heureuse influence que peut avoir la fluxion

portée sur les glandes mammaires, pour détourner les en-
gorgements des organes du bas-ventre. Il est remarquable, en effet, que les accidents graves dus à la puerpéralité
et surtout les embolies ne se manifestent guère que pendant les trois premières semaines de l'accouchement.

Nous voyons dans ce conseil donné aux mères de nourrir elles-mêmes leur enfant un préservatif pour elles en
même temps qu'un bienfait pour les nourrissons. Les
préoccupations du moment, relativement à la grande mortalité des enfants placés chez les nourrices mercenaires,
justifient son opportunité. Et d'ailleurs, Messieurs, le Dispensaire général a quelque droit à revendiquer la priorité
dans cette importante question de l'allaitement maternel,
puisque deux de ses médecins consultants s'en sont faits,
depuis longtemps déjà, les zélés défenseurs.

Dès 1842; en effet le docteur Gubian père produisait au
Congrès scientifique de France de nombreuses observations
recueillies dans son service de l'hôtel-Dien, montrant des
filles-mères atteintes d'affections utérines pour n'avoir pu
allaiter leur enfant, et par contre des mères de famille qui,
ayant nourri leurs enfants, n'avaient jamais eu de lésion
de l'utérus, quoique dans le nombre de ces femmes on en
ait compté plusieurs qui avaient eu dix, dix-sept et même
vingt accouchements.

Bien convaincu que la suppression brusque d'une fonc-
tion phisiologique aussi importante expose la femme à
de graves accidents, il a cité des exemples (corroborés

depuis par différents témoignages, entre autres par celui du docteur Mignot (*Union médicale*, 15 déc. 1866) de phtisie, de cancer, d'inflammations mortelles du bas-ventre, de certaines maladies nerveuses qui n'ont pas eu d'autre cause.

« D'après ces faits authentiques, dit-il, quel est notre « devoir à nous, médecins, ministres responsables de la « nature, à nous qui connaissons sa toute-puissance ? « Nous devons dans la profondeur de notre conviction, « réunir tous nos efforts, user de toute notre influence « pour empêcher la transgression de sa loi. »

Les considérations philosophiques, morales et religieuses tout autant que physiologiques que l'honorable président de cette Commission, M. le docteur T. Perrin a développées dans un récent et fort remarquable mémoire à propos d'un *Rapport sur la mortalité des nourrissons*, n'ont été que la paraphrase aussi savante dans le fond qu'attrayante par la forme des principes qu'il a toujours professés en faveur de *l'allaitement maternel*.

Nous pouvons donner à ces principes la sanction de notre propre expérience. Plusieurs d'entre nous ont vu des femmes atteintes même de fièvre grave donner le sein à leur enfant, au grand avantage de celui-ci ; et alors même que la nature semblait avoir épuisé ses ressources pour guérir la mère, le lait qu'elle fournissait à son enfant suffisait encore pour entretenir ce dernier dans un état parfait de santé. Si la plupart du temps les états diathésiques deviennent une contre-indication formelle, il n'en est pas de même dans certaines maladies d'origine virulente. Aussi a-t-on insisté avec raison sur l'obligation de nourrir pour les mères syphilitiques.

L'un de nous a cité l'observation suivante comme preuve de l'heureuse influence du nourrissage par la mère atteinte de syphilis : Une femme ayant au huitième mois de sa grossesse, un ecthyma syphilitique, des ulcères du cartilage nasal, de la voûte palatine, de l'alopécie, la pléiade ganglionnaire inguinale caractéristique, fut soumise à un traitement spécifique que l'on continua après l'accouchement. Cette femme a nourri son enfant avec le plus grand succès. Non seulement ce dernier n'a présenté aucun phénomène de vérole, ce qui n'offre rien d'extraordinaire, puisque la syphilis maternelle était à la période tertiaire, mais il n'avait point d'apparence cachectique, et la mère a pu mettre au monde et nourrir un deuxième enfant avec le même résultat satisfaisant. Les deux enfants ont aujourd'hui sept et huit ans et se portent très-bien.

En recevant la nourriture de sa mère, l'enfant lui rend donc bienfait pour bienfait ; elle lui donne la vie, en retour il lui conserve la santé. Il contribue même, comme on vient de le voir, à la disparition du trait envenimé qui peut atteindre son organisme, après avoir flétri celui de la mère.

Au moment de terminer les fonctions dont vous l'avez chargée, la Commission espère que le Comité médical voudra bien appuyer de sa juste autorité l'Œuvre si méritante de la *Maternité*, dont l'action, malheureusement trop limitée, complète les secours offerts par l'Administration du Dispensaire général aux femmes en couches.

Nous n'avons rien à dire ici du but important que se propose la *Société protectrice de l'enfance*, en surveillant plus attentivement qu'on ne l'a fait jusqu'à ce jour les nourrices des campagnes.

Cette partie de son programme ne rentre pas évidemment dans notre sujet. Mais nous ne saurions trop applaudir aux mesures qui tendront à diminuer les funestes effets de ce mal, parfois nécessaire, des nourrices salariées.

En venant ainsi généreusement en aide aux pauvres mères de famille qui consentent à nourrir, la Société de charité maternelle doit inspirer ses vues aux hommes de bonne volonté qui se sont dévoués à la tâche de fonder une *Société protectrice de l'enfance*. Ceux-ci, de leur côté, n'oublieront pas que leur Œuvre, pour être véritablement efficace et avoir des effets durables, n'a pas pour ainsi dire qu'à développer celle de la *Maternité*. Il leur incombera la mission, rendue dès lors plus facile, de suivre les voies et d'appliquer les moyens que plusieurs de nos confrères ont indiqués bien avant nous, en proposant, dans l'intérêt des accouchées tout aussi bien que dans celui des nourrissons :

1° L'extension des soins et secours à domicile pour les

accouchements, seul moyen réellement pratique de s'opposer aux dangers de la fièvre puerpérale ;

2° L'allaitement maternel comme essentiellement utile
à la mère et à l'enfant.

Les rapporteurs.

L. GUBIAN,
Secrétaire du Comité médical.

COGNARD,
Secrétaire adjoint.